DE

L'ŒDÈME DUR

DES GRANDES ET DES PETITES LÈVRES

SYMPTOMATIQUE DE LA SYPHILIS

PAR

Georges OBERLIN,
Docteur en médecine de la Faculté de Paris,
Ancien interne de Saint-Lazare.

PARIS
LIBRAIRIE V. ADRIEN DELAHAYE ET CIE, ÉDITEURS
PLACE DE L'ECOLE-DE-MÉDECINE

1879

DE

L'ŒDÈME DUR

DES GRANDES ET DES PETITES LÈVRES

SYMPTOMATIQUE DE LA SYPHILIS

PAR

Georges OBERLIN,
Docteur en médecine de la Faculté de Paris,
Ancien interne de Saint-Lazare.

PARIS
LIBRAIRIE V. ADRIEN DELAHAYE ET CIE, ÉDITEURS
PLACE DE L'ECOLE-DE-MÉDECINE

1878

DE L'ŒDÈME DUR

DES GRANDES ET DES PETITES LÈVRES

SYMPTOMATIQUE DE LA SYPHILIS

AVANT-PROPOS.

Pendant notre internat à Saint-Lazare, nous avons eu souvent l'occasion d'observer un accident syphilitique qui, par son aspect caractéristique, par son évolution lente, devait attirer notre attention. M. Boureau, notre chef de service, nous affirma sa fréquence, et M. Aimé Martin voulut bien nous communiquer, il y a un mois, le manuscrit d'un article qu'il destinait aux Annales de gynécologie (1). M. Aimé Martin, en effet, avait remarqué, alors qu'il fréquentait l'hôpital du Midi, l'aspect tout particulier de l'œdème accompa-

(1) De l'œdème dur des grandes lèvres, symptomatique du chancre infectant et des accidents secondaires de la vulve, par le Dr Aimé Martin, médecin-adjoint chargé du troisième service des vénériennes, à Saint-Lazare. (Annales de Gynécologie, numéro du 15 décembre 1878.)

gnant le chancre infectant chez l'homme, et avait souvent pu diagnostiquer l'accident syphilitique primitif à la vue seule d'un prépuce œdématié, dur, comme cartilagineux. Ce même fait fit, plus tard, le sujet d'une leçon de M. Mauriac sur *la balano-posthite et le phymosis symptomatiques du chancre infectant.*

Dans son service de Saint-Lazare, M. Aimé Martin, généralisant sa remarque, l'appliqua à *l'œdème dur des grandes lèvres symptomatique des accidents primitif et secondaires.*

En parcourant les différents ouvrages traitant de ces matières, nous ne tardâmes pas à nous convaincre que, si cet accident avait été remarqué et signalé par bien des auteurs, ainsi que nous le montrerons plus loin, il n'avait pas fait l'objet d'une étude particulière. Elephantiasis de la vulve, esthiomène (variété éléphantiasique ou hypertrophique), œdème dur, tous ces termes flottaient indécis dans notre esprit. C'est alors que nous résolûmes de faire une étude aussi complète que possible de ce sujet, et de le développer dans notre thèse inaugurale.

Nous n'avons pas la prétention de corriger l'œuvre de nos maîtres : nous nous croirons très-heureux, si nous avons pu préciser un point restreint de la science qu'ils nous ont enseignée par leur parole et leurs écrits.

Nous avons usé de la bienveillante sympathie de MM. Boureau et Aimé Martin, qui ont bien voulu nous aider dans notre travail, et auxquels notre reconnaissance est assurée dès longtemps déjà ; ainsi que de l'obligeance de notre ami M. Herrmann, préparateur du laboratoire d'histologie de M. Cadiat, à l'Ecole pratique de la Faculté de médecine de Paris, qui nous a savamment secondé dans nos recherches microscopiques. Nous lui adressons ici nos affectueux remerciements.

HISTORIQUE.

L'affection qui nous occupe nous paraît, après les recherches bibliographiques minutieuses auxquelles nous nous sommes livré, avoir été décrite de la façon la plus complète jusqu'à présent dans la thèse inaugurale de M. P. Spielmann (Paris, 1869, p. 62 et suivantes); voici en quels termes : « Il est un accident beaucoup plus fréquent encore ; nous voulons parler de l'œdème des parties sur lesquelles reposent ces lésions. Cet œdème est fréquent au niveau des grandes et des petites lèvres ; les grandes lèvres, souvent énormément œdématiées, conservent l'empreinte du doigt ; cet *œdème mou* disparaît très-rapidement sous l'influence d'un traitement approprié, et doit être distingué de l'*œdème* dur des grandes lèvres dont nous parlerons tout à l'heure, et qui se différencie du précédent par sa persistance, lorsque les lésions qui l'ont provoqué ont déjà disparu.... Les grandes lèvres... forment, pour ainsi dire, deux énormes quartiers d'oranges appliqués l'un contre l'autre par leur face plane. Quelquefois une seule lèvre se tuméfie.... »

Si nous avons transcrit un passage aussi long de cette excellente thèse, c'est que la description de notre affection y est plus claire, plus nette que nous ne l'avons trouvée nulle autre part.

Dans sa thèse inaugurale (Paris, 1870), M. Desjardin traite le même sujet que nous, et le dénomme : *De l'œdème scléreux et syphilitique de la vulve.* Nous y retrouvons, en partie, la citation transcrite plus haut. Il s'appuie, au début, de l'autorité de M. A. Fournier dont il cite les paroles d'après les *Leçons sur la Syphilis* professées à Lourcine : « En d'autres cas, il se produit sur les grandes lèvres notamment, et plus rarement sur les petites, une lésion bizarre qui n'est décrite nulle part, et qui cependant est bien digne de fixer l'attention : c'est une tuméfaction avec une dureté toute spéciale. » Nous avons encore trouvé un autre passage, qui doit être noté, dans la leçon sur *les Syphilides génitales* : « Ce qui est assez remarquable, c'est que non-seulement elles (les syphilides papuleuses en nappe) déterminent une tuméfaction notable des parties qu'elles occupent, mais que de plus elles leur communiquent une rénitence, une induration toute spéciale. Une grande lèvre, affectée de la sorte, n'est pas seulement augmentée de volume, elle est tout à la fois hypertrophique et indurée. Elle offre au doigt une dureté sèche, *sui genenis*, non œdémateuse, qui ne s'affaisse pas sous la pression, qui résiste à la façon du sclérème (dureté scléreuse) ; on dirait cette lèvre doublée *de parchemin*, et la sensation qu'elle fournit au toucher est une des plus singulières qu'on puisse éprouver. »

M. Jullien, dans son *Traité des maladies vénériennes* qui vient de paraître, en dit aussi quelques mots, et renvoie pour ce qu'il appelle la *tumeur éléphantiasique* à la thèse de M. H. Cellard (Paris, 1877. De l'éléphantiasis vulvaire chez les Européennes). Voici, en effet, ce que nous y lisons :

« .... Nous rapportons des exemples de certaines femmes qui, après avoir eu un ulcère primitif aux organes génitaux, ont vu à cette place persister une induration qui est devenue l'origine d'une hypertrophie éléphantiasique, et il est à noter que néanmoins, dans ce cas, le traitement spécifique n'a amené absolument aucune amélioration. »

Il est vraiment curieux de voir combien les tableaux faits d'un côté de *l'œdème dur syphilitique*, de l'autre de l'éléphantiasis de la vulve, se ressemblent. Nous n'avons vu dans aucun travail que personne jusqu'ici ait essayé d'en exposer les dissemblances, d'en faire le diagnostic différentiel. Nous remarquons bien que quelques auteurs ont donné à l'éléphantiasis une origine syphilitique dans certains cas. Encore faudrait-il spécifier d'une manière bien nette ce qui appartient à la syphilis et ce qui appartient à l'éléphantiasis.

A propos des lymphangites spécifiques, nous trouvons le passage suivant dans la 27e Lettre sur la syphilis de M. Ricord : « .... Du reste, dans cette espèce d'angiopathie lymphatique, la peau voisine, sans changer de volume, est fréquemment œdémateuse, mais c'est une variété d'œdème en quelque sorte gélatiniforme, et sur laquelle le doigt ne fait pas d'empreinte. »

Dans le même ordre d'idées, M. Rollet, à propos de la lymphite indurée, s'exprime ainsi : « .... Le tissu cellulaire sous-cutané ou sous-muqueux, dans les régions où il est lâche et abondant, a une certaine tendance à s'infiltrer et à devenir le siége d'un œdème dur. »

M. Lancereaux (Traité de la syphilis), parlant de l'hypertrophie des amygdales, du prépuce, la note aussi pour les grandes lèvres, à la suite du chancre et des plaques muqueuses, et il ajoute que quand elle envahit en même temps les petites lèvres, elle peut simuler l'esthiomène de la vulve. Nous toucherons cette question à propos du diagnostic différentiel. Mais où nous nous écartons de l'opinion du savant anatomo-pathologiste, c'est quand il dit que ces désordres « se développent sur les téguments aussi bien lorsqu'ils ont été contaminés par le pus blennorrhagique que lorsqu'ils ont été souillés par le pus virulent. »

Nous emprunterons encore quelques aperçus historiques à M. Aimé Martin : « En lisant attentivement l'excellent article consacré par un des syphiliographes modernes les plus distingués, M. Alfred Fournier, à l'étude des indurations secondaires (Ann. de syph. et de derm, 2, 3, p. 255), j'ai acquis la conviction que, dans bien des cas, ce que M. Fournier nomme induration secondaire n'est autre chose que l'œdème dur que nous décrivons. Au reste, un autre syphiliographe de premier ordre, M. Diday (de Lyon), discutant dans le même recueil médical (Ann. de derm. et de syph., 2, 3, p. 422) les opinions émises par M. Fournier, arrive à la même conclusion que moi : « En deux mots, écrit-il, j'expliquerai les trois faits de M. Fournier par une simple interversion dans les termes de l'énoncé, en disant, non comme mon savant collègue : c'étaient des plaques muqueuses doublées d'induration ; mais bien :

c'étaient des indurations lymphatiques doublées de plaques muqueuses.

M. le Dr Charpy, étudiant dans le service des Chazeaux (une sorte de Saint-Lazare lyonnais), les déformations produites dans les organes génitaux externes chez les prostituées, a aussi appelé l'attention sur l'hypertrophie des grandes lèvres dont la surface est devenue ridée et sillonnée, alors que des plaques muqueuses y ont végété, etc... (Ann. de derm. et de syph., 2, 3 ; p. 274.)»

Si nous n'avons pas craint de ne composer presque exclusivement ce chapitre que de citations, c'est que nous avons voulu nous dissimuler un instant derrière les auteurs qui avaient déjà touché ce sujet. Nous avons pensé que l'état actuel de la question serait de cette manière bien établi.

Pour être aussi complet que possible, nous citerons encore quelques lignes tirées de l'ouvrage de Churchill (1) : « Les petites lèvres, écrit-il,... subissent quelquefois une hypertrophie considérable... Il est très-probable qu'il y a souvent derrière ces développements anormaux un principe syphilitique. Parent-Duchatelet a prouvé que la prostitution ne suffit pas pour donner lieu à cet accroissement exagéré... »

Plus loin (p. 55), nous trouvons l'observation d'une jeune femme *d'une conduite un peu équivoque*, atteinte d'une *hypertrophie syphilitique de la petite lèvre gauche*. L'observation est de M'Clintock et est suivie d'une figure qui nous a rappelé absolument l'aspect

(1) Churchill. Maladies des femmes. 2e édition, revue par le Dr A. Le Blond, 1874.

d'une tumeur éléphantiasique; elle est en effet ferme, rugueuse, pédiculée, et retombe entre les cuisses en forme de poire. Du reste, la malade présentait en outre, dit l'auteur anglais, les restes d'une *éruption lépreuse* sur différentes parties du corps.

Nous ne pensons pas que personne puisse se faire une idée bien nette de ce qu'est l'œdème dur après la lecture de ce chapitre.

Il est vrai que certains auteurs ont pu en parler, dont les travaux ne sont pas arrivés à notre connaissance, malgré tout le désir que nous avons eu de ne rien omettre.

SYMPTOMATOLOGIE.

Ainsi que nous le trouvons noté dans la thèse de M. Desjardins, rien n'annonce l'invasion de l'*œdème dur* des lèvres ; nous n'avons noté ni fièvre, ni douleur; mais où nous nous écartons absolument de son opinion, c'est quand il dit que dans certains cas le début est tout à fait brusque : « Des malades se couchent, dit-il, sans rien pressentir, et se réveillent le lendemain avec un gonflement quelquefois énorme de la vulve. » Ainsi, M. Desjardin, dans son observation I, cite le fait d'une femme qui s'aperçoit un matin que ses grandes lèvres sont considérablement augmentées de volume; elle prend un bain le lendemain; aussitôt la lèvre droite s'aplatit, mais *l'autre prend un volume complémentaire*, et quand elle entre à l'hõpital, deux ou trois jours après, c'est cette même lèvre qui est du volume d'un gros œuf de dinde.

Notons que cette malade était enceinte de trois mois, et qu'elle ne présentait à ce moment-là à la vulve aucune manifestation syphilitique.

Nous ne dirons pas que nous n'avons jamais rien vu de pareil.

Cet accident a été noté déjà bien des fois, mais nous ne pensons pas nous tromper en affirmant que ce devait être là de l'œdème ordinaire, tel qu'on en voit fréquemment dans la grossesse. — Nous n'admettrons donc dans notre description que la marche lente, le développement graduel et insensible. La tumeur n'est pas sujette, comme d'autres avec laquelle elle a été certainement confondue, à des poussées subites ; elle ne s'accompage pas non plus de fièvre, de frissons; nous exceptons bien entendu la fièvre syphilitique, qui est purement un symptôme concomitant, et qui est due à une réaction générale de l'économie contre l'empoisonnement syphilitique.

Ainsi que nous l'avons dit plus haut, cette affection est, au début, ce qu'elle restera toujours, une affection essentiellement indolore.

Pour peu que la femme soit négligente de sa personne, elle ne songera pas à s'en occuper, et nous avons vu plusieurs fois entrer à l'hospice des malades qui portaient cette tuméfaction de la vulve depuis assez longtemps déjà avec une insouciance aussi parfaite que déplorable. Quand la malade accuse de la douleur, celle-ci est due à une cause étrangère, le plus souvent à l'intertrigo des cuisses, à l'érythème des autres parties de la vulve occasionné par un écoulement purulent, et au développement de certaines manifestations secondaires.

Nous en dirons autant des démangeaisons qui, lorsqu'elles existent, doivent faire rechercher un autre accident qui se sera produit parallèlement. La douleur provoquée n'existe pas, ou presque pas non plus ; ainsi l'on peut presser la tumeur entre deux doigts, sans que le malade annonce une sensation différente de celle que l'on provoquerait de la même manière sur toute autre partie du corps.

Les petites lèvres aussi bien que les grandes lèvres peuvent être atteintes ; cependant les dernières le sont bien plus souvent. De même, une seule lèvre peut être envahie d'abord, puis l'autre souvent augmente de volume, mais d'ordinaire sans atteindre le même développement. Celui-ci est variable, et est depuis 2 jusqu'à 6 et 8 fois plus considérable qu'à l'état normal ; nous ne croyons pas avoir vu de cas où la tuméfaction ait dépassé cette mesure déjà suffisamment respectable.

On a comparé ces lèvres, ainsi gonflées, à des quartiers d'oranges ; celles que nous avons observées offraient le plus souvent le type de celles qui sont reproduites sur nos dessins.

On voit qu'elles sont plutôt périformes, c'est-à-dire que la partie la plus renflée correspond au milieu de la tumeur, et que celle-ci va en diminuant en haut vers le mont de Vénus, en bas vers la fourchette.

En même temps que la lèvre grossit, elle se couvre de petits sillons un peu ondulés, en général assez régulièrement dirigés dans le sens transversal, c'est-à-dire parallèlement du pli génito-crural à la fente vulvaire. Ces dépressions ont été comparées par M. Aimé Martin aux circonvolutions cérébrales. Entre elles, on remarque des sortes de mamelons, de bosselules à dimensions variables, dont les uns, ainsi qu'on peut le voir dans la planche I, atteignent parfois un volume plus considérable, sans que nous puissions en comprendre la raison.

Parfois aussi, et la planche II en offre un exemple, l'un des sillons se creuse profondément et forme une véritable petite vallée allant se perdre dans l'orifice du vagin. Alors les deux bords de ce sillon profond sont soumis pendant la marche à des frottements répétés, les liquides vaginaux séjournent au fond de cette rigole, et ces deux raisons font que les accidents spécifiques viennent se fixer en cet endroit; aussi voit-on souvent des plaques ulcérées sur les deux bords du petit ravin.

Nous sommes maintenant amenés à parler des accidents syphilitiques qui accompagnent l'œdème dur. D'après notre expérience personnelle, la proportion à établir entre l'œdème dur provoqué par l'accident primitif, et celui provoqué par les accidents secondaires, serait comme 1 est à 2 et peut-être est à 3. En effet, s'il est incontestable que l'œdème dur peut se développer sans un chancre infectant, il ne l'est pas moins que ce sont bien plus souvent les syphilides postérieures qui le font naître. Nous essaierons de le montrer plus loin à propos de la pathogénie. En somme, cet accident est lié particulièrement à la période secondaire, et quand il se présente au début de l'infection syphilitique le chancre est en voie de réparation. Enfin on ne l'observe jamais à la période tertiaire ; à cette époque de la maladie, la tendance hyperplasique a revêtu un tout autre caractère, ainsi que nous l'apprend l'anatomie pathologique.

Quant aux formes de syphilides elles sont très-variables, depuis la *syphilide érosive* jusqu'à la papule hypertrophique.

Une des espèces de papules que nous avons souvent rencontrée est la « papule arrondie très-dure, d'apparence verruqueuse, parfois ombiliquée. » Ces papules, à aspect et à consistance si caractéristiques, nous les avons toujours observées en compagnie de l'œdème dur. Elles ont encore ceci de particulier, c'est qu'elles sont d'une grande ténacité ; toutes les cautérisations sont presque impuissantes à la faire disparaître, et elles sont si rebelles que le plus simple est de les enlever d'un coup de ciseaux. Elles sont le siége d'une petite érosion très-superficielle et ne donnent pas ou presque pas de suintement. (Voir planche II.)

La coloration de la tumeur, considérée indépendamment des autres lésions, est pâle, et c'est cette pâleur qui a permis de comparer cette variété d'œdème à l'œdème ordinaire ; elle a été aussi la cause de bien des confusions. Cette décoloration est constante au début. Plus tard, lorsque les syphilides se sont cicatrisées, et qu'elles ne laissent plus de traces que par ces taches pigmentaires qui persistent si longtemps, il semble que la teinte brunâtre ait des tendances envahissantes. En effet, nous avons vu souvent alors toute la lèvre, surtout la grande lèvre, être revêtue en masse de cette coloration pigmentaire.

Nous avons vu de ces cas où la lèvre ainsi gonflée était le siége des diverses colorations de l'érythème dues à des écoulements leucorrhéiques, mais ce n'était là qu'un symptôme tout à fait fugitif, et qui disparaissait toujours en même temps que la cause qui lui avait donné naissance.

Nous appellerons encore l'attention sur un caractère important, c'est l'exacte délimitation de la tumeur aux grandes et petites lèvres. Jamais, en effet, on ne voit cette infiltration des tissus dépasser le fond de ces organes ; jamais elle ne s'étend ni vers le périnée ni vers les cuisses ; toujours elle semble arrêtée par les plis naturels qu'on trouve dans cette région. On n'aura qu'à se reporter à nos dessins pour se convaincre de ce que nous disons. Si maintenant on prend la tumeur entre les doigts en la comprimant légèrement, après s'être assuré qu'on ne provoque pas plus de douleur que quand cette partie est tout à fait saine, on ne tarde pas à éprouver la sensation d'une masse rénitente, parfois gélatineuse, le plus souvent presque cartilagineuse. Au début, comme à son déclin, on se rend parfaitement compte que l'induration est plus forte vers les parties superficielles, que le tissu sous-cutané est indemne ou presque indemne. Pendant la période d'état, au plus fort de l'affection, cette sensation n'existe pas, et l'on tient alors dans la main une masse uniformément dure dans laquelle on ne peut distinguer que les quelques bosselures mamelonées dont nous avons déjà parlé. Enfin, en exerçant une pression même assez forte avec l'extrémité du doigt, on ne provoque jamais la dépression en forme de godet caractéristique de l'œdème vulgaire.

Comme nous nous souvenions que l'on avait fait jouer un grand rôle aux lymphatiques à propos de cette affection, nous avons cherché s'ils formaient des trainées, des dilatations à la surface de la tumeur, mais jamais nous n'avons pu en voir aucune. Nous nous sommes expliqué ce symptôme négatif en palpant les ganglions inguinaux du côté atteint. Les ganglions sont toujours hypertrophiés, mais jamais dans des proportions considérables; le plus souvent, nous n'avons trouvé que des pléiades ganglionnaires semblables à celles qui accompagnent tous les accidents syphilitiques de la vulve.

La *marche* de cette affection, il est facile de le prévoir, est toujours lente. Abandonnée à elle-même, elle peut mettre des mois à évoluer; mais traitée méthodiquement elle se résout dans un espace de temps qui varie de un à deux mois.

La résolution est la *terminaison* constante; il est à peine besoin de dire que l'on n'observe jamais la suppuration; ou du moins si jamais elle survenait on se trouverait alors en face d'un autre accident, le développement d'une gomme, par exemple.

Cependant l'œdème dur, à notre connaissance, ne disparaît pas sans laisser de traces de son passage. Les petites lèvres, qui en ont été le siége, reprennent assez facilement leur aspect normal tout en conservant peut-être des dimensions un peu plus fortes. Mais pour les grandes lèvres il n'en est pas de même. On a plusieurs fois noté l'aspect flétri des organes génitaux externes chez les vieilles prostituées. Nous pensons que l'on peut bien souvent en rendre responsable l'œdème dur. A sa suite, elles gardent pendant longtemps la consistance d'un sac à moitié vide; cette consistance va en s'atténuant, mais l'organe reste ridé, plissé, mollasse, d'une coloration brunâtre et conserve toujours les stigmates de la maladie syphilitique.

ANATOMIE PATHOLOGIQUE.

Avant de donner le résultat de nos recherches anatomo-pathologiques, nous croyons devoir passer rapidemant en revue les principales altérations produites par les inflammations chroniques de la peau, telles qu'elles sont décrites par MM. Cornil et Ranvier (1).

La dermite fibreuse-hypertrophique caractérisée par un épaississement du derme, nous montre une dilatation marquée des capillaires avec une « atrophie relative des corps papillaires, dont les papilles sont petites et peu élevées. L'épiderme est aminci. »

Dans la forme papillaire, le papillome diffus de la peau, on voit des papilles considérablement grossies, et une grande quantité de capillaires de nouvelle formation.

Dans *l'éléphantiasis des Arabes, la seule lésion constante*, disent MM. Cornil et Ranvier, *est la dilatation des lymphatiques*. Il peut revêtir différentes formes : 1° Les lymphatiques sont dilatés; il y a arrêt dans la circulation de la lymphe, engorgement et tuméfaction. — 2° *L'élé-*

(1) Voir le Manuel d'Histologie pathologique de MM. Cornil et Ranvier, 1876, 3e partie, page 1189 et suivantes, auquel nous faisons de larges et nombreux emprunts.

phantiasis lisse ou *glabre* constitue une sorte de lymphangiome. Il y a sinon production de lymphatiques nouveaux, du moins élargissement, engorgement de ceux qui existaient normalement; le derme est hypertrophié, bourgeonnant. — 3° Ici l'altération consiste surtout dans la prolifération des tissus conjonctif et élastique; les fibres musculaires lisses sont plus nombreuses, les lymphatiques sont très-dilatés.

Nous avons eu l'occasion au commencement de cette année d'étudier une tumeur éléphantiasique de la grande lèvre droite, enlevée par notre maître M. Boureau, et dont notre ami Herrmann a bien voulu faire une préparation histologique.

Nous croyons devoir reproduire les résultats de notre examen, non pas tant pour éclaircir le sujet que nous traitons que parce que les observations de cette affection sont encore assez restreintes :

La pièce représente le type de l'éléphantiasis dans cette région. Les lésions ont débuté dans le tissu cellulaire sous-cutané, d'où elles ont envahi progressivement le derme, et dans certains points jusqu'au corps papillaire. On ne peut plus distinguer la limite profonde du derme, tous ces tissus se trouvant confondus et sclérosés. L'altération est constituée par une genèse abondante d'éléments du tissu cellulaire tant arrondis que fusiformes, ces derniers beaucoup moins nombreux. Sur les coupes, on constate presque partout que la peau est infiltrée uniformément dans toute son épaisseur par des cellules embryoplastiques, tandis que ailleurs celles-ci sont réunies par amas plus ou moins considérables séparés par des nappes lamineuses riches en corps fibro-plastiques. La substance amorphe, assez abondante notamment dans le corps papillaire, est parsemée de granulations opaques qui lui donnent un aspect jaunâtre.

La néoformation est surtout très-apparente autour des vaisseaux, qui sont entourés d'une zone épaisse de cellules rondes disposées en séries concentriques dans la tunique adventice; à ce niveau, les éléments sont pressés les uns contre les autres, prennent vivement la coloration du carmin et présentent des traces manifestes de segmentation, témoignant ainsi de l'activité avec laquelle se poursuivait la prolifération.

Dans les portions les plus superficielles, les papilles apparaissent comme gonflées et distendues par une multitude de noyaux et de petites cellules accumulées dans leur épaisseur. Un certain nombre de petits vaisseaux sont obstrués par des caillots grisâtres, mais la plupart d'entre eux paraissent plutôt dilatés; leur tunique interne ne semble avoir subi aucune altération.

Ce qui prédomine en somme, c'est l'hypertrophie du tissu cellulaire et du derme, hypertrophie due à la genèse d'une grande quantité d'éléments du tissu cellulaire n'arrivant pas au terme de leur évolution.

Il résulte de là que le tissu de nouvelle formation, au lieu de revêtir la forme fibreuse, est composé exclusivement de corps embryoplastiques, avec de la matière amorphe, et fort peu de fibres lamineuses. Nous voyons en résumé que les papilles sont augmentées de volume, que les vaisseaux sont dilatés, mais que ce qui domine c'est l'hypertrophie du derme et du tissu cellulaire.

Quoique notre exposé des altérations histologiques

de l'éléphantiasis soit déjà bien long, nous croyons devoir reproduire encore les résultats d'un examen micrographique fait par M. Ch. Robin d'une tumeur éléphantiasique de la vulve (1) : « L'examen du tissu a montré qu'il était constitué exclusivement par des faisceaux de fibres du tissu lamineux, n'offrant dans leur structure propre et leur arrangement réciproque aucune différence avec celle du tissu sain. Il existait entre ces faisceaux de fibres une grande quantité de sérosité assez épaisse, quoique s'écoulant avec facilité ; cette sérosité tenait écartés les uns des autres les faisceaux du tissu ; elle différait de celle que j'ai pu observer dans d'autres cas d'éléphantiasis par ce fait qu'elle n'était pas demi-solide et finement granuleuse.

A part cela du reste, ce tissu était semblable à celui d'autres éléphantiasis du scrotum, de la grande lèvre, (tumeur provenant de la clinique de M. Nélaton; ce cas n'a pas été publié) et de la jambe, que j'ai eu l'occasion d'observer. Cette altération consiste donc uniquement en une hypertrophie proprement dite du tissu lamineux sous-cutané. Il importe de noter encore que cette hypertrophie porte également sur le tissu lamineux qui entre dans la composition de la trame du derme. Cette hypertrophie s'accompagne toujours d'un épaississement du derme ; en même temps, la distinction entre le derme et le tissu sous-jacent devient beaucoup moins nette. »

Les conclusions données par le savant micrographe

(1) Elephantiasis de la vulve. Aimé Martin, Gaz. hebd. de méd. et de chir, tome VII pages 262 et 293, avec fig., 1861.

sont presque identiques à celles que nous avons posées plus haut.

La sclérose du derme, cirrhose du derme, est constituée par l'amincissement de l'épiderme, par l'hypertrophie des faisceaux conjonctifs et des vaisseaux élastiques du derme, par la compression consécutive des vaisseaux qui sont rétrécis, enfin par l'induration du tissu cellulaire sous-cutané. Ici les vaisseaux ne sont altérés que par voisinage.

Nous ne dirons que quelques mots des *œdèmes*; il nous suffira de mentionner que dans l'*œdème proprement dit* la dilatation des lymphatiques est constante. Dans l'*œdème lymphatique* (leucophlegmasie de Wirchow, pachydermie lymphangiectasique de Rindfleisch), les lymphatiques sont dilatés aussi, mais ici il semble qu'il se soit fait une réaction inflammatoire: on trouve en effet dans ces canaux des caillots de lymphe; cette réaction gagne en profondeur, il se forme une dermite chronique, fibreuse, qui donne à la peau une dureté caractéristique que l'on a pu comparer à celle de l'éléphantiasis.

Enfin nous ne mentionnerons l'*érysipèle* que pour rappeler que dans cette variété de dermite la suppuration est de règle, c'est-à-dire que l'on remarque des quantités considérables de globules blancs et rouges dans la sérosité qui infiltre les mailles du derme, ainsi que dans les vaisseaux lymphatiques et autour d'eux.

Quant aux *altérations syphilitiques*, elles présentent nous dirons presque le type des inflammations hyperplastiques, caractérisées par une formation active de tissu fibreux. Cette propriété est déjà très-marquée dans les papules, et encore davantage dans le fibrome et dans les gommes. Nous y voyons encore l'hypertrophie des papilles du derme et la prolifération des fibres conjonctives et des réseaux élastiques; enfin quand la lésion est avancée ou très-étendue les vaisseaux sont rétrécis.

L'*esthiomène* est produit par un désordre de nutrition comprenant une période de néoformation inflammatoire et une période de régression, c'est-à-dire de dégénération des productions nouvelles et de leur résorption. Une des altérations qui a paru le plus caractéristique est celle des glandes pileuses et sébacées, qui sont augmentées de volume et engorgées au début (Rindfleisch), puis peuvent être comprimées.

En même temps les capillaires artériels et lymphatiques sont dilatés. On trouve un autre caractère important dans la présence, au milieu de cellules d'un diamètre normal, de cellules 6 et 8 fois plus grandes (cellules géantes. Lang, Friedlander). Cette prolifération gagne plus tard la couche sous-cutanée. Arrivée à ce point la maladie se termine soit par dégénérescence graisseuse des éléments, résorption et formation d'une cicatrice fibreuse, soit par ulcération avec écoulement d'un liquide visqueux formé de détritus épithéliaux mélangés de sang, et production de croûtes brunâtres.

L'analyse microscopique que nous avons faite de l'affection qui est le sujet de notre thèse a porté sur deux petits lambeaux l'un d'une petite lèvre, l'autre d'une grande lèvre, toutes deux envahies par l'œdème dur. A cet effet, nous avons enlevé avec des ciseaux une portion de la tumeur, en son milieu, sur une profondeur de 1 centimètre. Ce lambeau a été mis pendant six jours dans la liqueur de Müller ; puis il en a été fait des coupes perpendiculaires à la surface cutanée et comprenant la peau dans toute son épaisseur, ainsi qu'une faible portion du tissu cellulaire sous-cutané. Nous reproduisons à ce sujet les premières lignes d'une note de M. Herrmann : « La lésion que nous étudions portant sur la grande et la petite lèvre dans toute leur étendue, il eût été indipensable d'examiner en détail toute la région atteinte pour la caractériser d'une façon satisfaisante au point de vue anatomique. D'autre part, comme il s'agit d'un mal à marche essentiellement chronique, il faudrait en outre suivre l'altération dans ses différents stades, et notamment observer l'induration des tissus d'abord au moment de sa naissance, puis plus tard lorsqu'elle est arrivée à son maximum de développement. Mais une analyse aussi complète eût exigé des pièces d'autopsie, et notre examen n'ayant porté que sur deux petits fragments excisés sur le vivant à la surface de la partie indurée n'a pu donner évidemment que des résultats fort incomplets. » Nous ne pouvons que nous associer à ces prudentes réserves.

Cependant, comme nous avons observé quelques particularités intéressantes, nous tâcherons de grouper dans une description sommaire les faits les plus importants, et nous essaierons ensuite de comparer l'œdème dur de la vulve aux maladies de cette région avec lesquelles elle offre le plus d'analogie.

Grande lèvre. — Les lésions sont celles d'une inflammation chronique peu intense assez exactement limitée au derme. Elles sont d'autant plus prononcées qu'on se rapproche davantage de la superficie, et se perdent en quelque sorte insensiblement sitôt que l'on dépasse en profondeur la limite inférieure du derme. C'est donc le corps papillaire qui paraît surtout affecté. Les papilles dermiques les moins atteintes montrent simplement une augmentation numérique assez sensible des éléments arrondis et fusiformes infiltrant la substance fondamentale des papilles, et existant notamment en couche serrée à la partie inférieure de l'épiderme. A ce niveau, ce dernier est parfaitement intact, les papilles ne sont pas hypertrophiées, et l'on distingue facilement dans leur partie centrale de petites anses vasculaires, et le réseau des corpuscules étoilés et fusiformes s'anastomosant au sein de la matière amorphe.

Les follicules pilo-sébacés se présentent avec leur aspect normal; une glande sudoripare, située en ce point, est également exempte de toute altération. Mais un peu plus loin, c'est-à-dire en faisant glisser plus à droite la préparation sous le champ du microscope, la préparation change d'aspect et offre des lésions bien plus accusées : les papilles, notablement hypertrophiées, irrégulièrement renflées en massue à leur sommet et distendues de petites cellules agglomérées en masse, ressemblent à de véritables bourgeons charnus (tissu de granulations) en pleine voie de développement. Dans ces conditions, l'épiderme devait forcément se trouver atteint dans sa nutrition : aussi le trouve-t-on aminci et presque perforé en certains endroits par des papilles enflammées.

La limite profonde du corps muqueux de Malpighi

est peu distincte, comme effacée, et la présence de petites perles à structure concentrique vient encore attester l'état de souffrance des cellules épithéliales. Celles-ci, en outre, sont moins transparentes, moins colorées que d'habitude et, dans beaucoup d'entre elles, le noyau est ratatiné, sur le point de disparaître. Même là, les glandes semblent peu ou point atteintes, contrairement à ce que l'on pourrait supposer.

On voit aussi très-nettement les faisceaux de fibres musculaires lisses, mais on n'observe nulle part l'hypertrophie des éléments dartoïques signalée par Rindfleisch dans l'éléphantiasis des organes génitaux.

Dans le but d'établir une distinction entre l'œdème dur syphilitique et l'éléphantiasis, notre attention s'est portée plus spécialement sur le réseau lymphatique auquel les auteurs les plus récents attribuent un rôle prépondérant dans cette dernière affection. Sur nos pièces, les lympahtiques du derme se présentent sous forme de fissures allongées ou étoilées, limitées sur leur bord par une rangée de noyaux peu saillants, telles qu'elles ont été décrites par M. Renaut, dans la peau, et par M. Coyne, dans le tissu de la mamelle en lactation. Peut-être sont-ils légèrement dilatés dans les points où l'inflammation est plus intense, mais il serait difficile de rien affirmer à cet égard, surtout avec un mode d'investigation aussi imparfait. On résoudrait facilement la question si l'on avait l'occasion d'injecter le réseau lymphathique sur une vulve saine et sur une vulve indurée comparativement.

Quoi qu'il en soit, on n'aperçoit aucune trace des dilatations considérables que subit le système lymphathique dans l'éléphantiasis. Les ectasies, dans ce dernier, prennent des proportions telles qu'il nous paraît difficile qu'on puisse en observer de semblables dans l'œdème dur, même en admettant que, dans le cas qui a fait le sujet de notre examen, l'altération se soit trouvée à une période peu éloignée du début. C'est ainsi que nous avons vu récemment, sur des pièces de M. Pouchet provenant d'un embryon humain atteint d'éléphantiasis généralisé, d'énormes lacunes donnant au derme épaissi l'aspect d'un véritable tissu caverneux. Mais il ne faut pas oublier que c'est là une forme particulière d'éléphantiasis (pachydermie lymphangiectasique, de Rindfleisch), et que ce dernier peut exister sans dilatations lymphatiques.

Petite lèvre. — Sur la petite lèvre, nous retrouvons la même altération, à un stade un peu plus avancé. L'infiltration embryoplastique a envahi le tissu sous-dermique tout entier, bien qu'elle soit plus marquée autour des vaisseaux ; il nous est impossible d'en déterminer la limite, car nos coupes les plus grandes ne s'étendent pas à plus de 7 millimètres en profondeur. Le réseau vasculaire présente le même aspect que celui de la grande lèvre.

Le dernier terme de l'altération semble devoir être une sclérose du derme et du tissu cellulaire qui se trouvent confondus en une masse fibreuse dense, peu vasculaire, recouverte par un épiderme aminci et plus ou moins atrophié.

En résumé, les lésions sont celles d'une dermite hypertrophique : comme dans l'éléphantiasis, nous voyons l'inflammation débuter par le derme et le corps papillaire; la prolifération des éléments du tissu conjonctif gagne progressivement les couches sous-jacentes, en suivant d'abord la tunique adventive des vaisseaux. Les parties enflammées subissent une série de transformations analogues à celles qui se passent dans les bourgeons charnus, c'est-à-dire que leur évolution aboutit à la production d'un tissu semblable à celui des cicatrices. L'induration si caratéristique paraît tenir à deux causes : les éléments embryoplastiques infiltrent uniformément et en masses serrées tous les points de la préparation, de façon à remplir exactement et régulièrement tous les interstices pouvant exister à l'état normal entre les faisceaux lamineux et les diverses parties qui constituent la vulve. C'est là un processus histologique qui rappelle tout à fait celui dont le chancre induré est le siége. En second lieu l'épiderme présente un certain nombre de mamelons très-durs qui sont dus à des hyperthrophies papillaires localisées, comme celles qu'on a décrites pour l'éléphantiasis. A ce niveau, les cellules cornées sont accumulées en couches épaisses et donnent aux petites saillies dermiques une consistance telle que Rindfleisch les compare à des épines.

Nous n'avons pas pu nous rendre compte de la façon dont se comportent les nerfs; mais il nous paraît hors de doute qu'ils doivent être comprimés et atrophiés dans la marche progressive de la sclérose, ce qui explique l'insensibilité presque complète des parties malades.

On voit que cet examen révèle une altération très-voisine de celle qu'on trouve dans l'éléphantiasis; il nous paraît fort difficile de distinguer ces deux affections et d'attribuer à l'œdème dur une individualité propre au point de vue anatomo-pathologique. Ce sont des lésions appartenant à la même famille, et nous pensons qu'une analyse plus complète des faits tendra de plus en plus à les rapprocher l'une de l'autre; ce rapprochement a d'ailleurs été fait depuis longtemps par l'observation clinique.

Avant de terminer ce chapitre, nous ne pouvons qu'exprimer nos regrets de n'avoir pas eu l'occasion de pousser nos recherches plus loin, puisque, ainsi que nous l'avons déjà dit, il ne nous a pas été donné de faire aucune autopsie. Et même, avant d'enlever une portion de tissu sur le vivant, avons-nous hésité, et tout le monde comprendra nos scrupules, même en face de l'acquiescement de la malade. Nous ajouterons cependant que ces tissus sont presque insensibles; l'écoulement de sang a été tout à fait insignifiant; enfin nous n'avons observé après l'excision aucun écoulement ni séreux ni gélatineux, tels qu'on les a notés dans l'éléphantiasis : c'est là une preuve que nous pourrions peut-être invoquer à l'appui d'une distinction à établir entre les deux affections; mais elle ne nous semblerait pas avoir grande valeur.

DIAGNOSTIC DIFFÉRENTIEL.

L'œdème ordinaire des grandes lèvres est le plus souvent une extension de l'anasarque, résultant d'une affection cardiaque, de l'albuminurie, de l'état de grossesse. On le reconnaît à la tension des grandes lèvres qui sont luisantes, transparentes, d'une couleur pâle, et qui n'est rosée et érythémateuse que quand il est dû au phlegmon ou à l'érysipèle. Il est peu sensible à la pression, et, signe précieux, il conserve l'empreinte du doigt appuyé à sa surface. Enfin il est fugace, c'est-à-dire qu'il peut paraître brusquement, et disparaître aussi vite qu'il est venu. Quand on pique la partie œdématiée avec une épingle, on voit sortir de la petite plaie une sérosité limpide dont l'écoulement peut hâter le dégonflement de la lèvre.

L'éléphantiasis des Arabes est certainement une maladie des pays chauds, rare dans nos climats. Cependant son existence est possible chez nous, ainsi que le prouve le nombre assez considérable d'observations qui en ont été publiées, et c'est une affection qu'il faut avoir présente à la mémoire quand il s'agit de tumeur des organes génitaux. L'éléphantiasis est parfois congénital; on l'a vu débuter aussi au moment de la puberté : dans ces deux cas on ne pensera donc pas à en faire une affection syphilitique. Nous ne parlerons pas de l'hérédité qui est niée par les uns (Larrey, Allard), et admise par les autres (Wirchow); cette considération ne pourrait donc pas servir à éclairer le diagnostic. Mais une influence incontestée et admise par tous les auteurs, c'est celle de l'humidité. Rappelons enfin les faits d'épidémies dans les pays chauds. On a, dans la discussion de l'étiologie, invoqué la syphilis; mais c'est bien plus encore la scrofule que les auteurs ont mis en cause. D'ailleurs il ne faut pas oublier que, le plus souvent, la médication mercurielle n'amène aucune amélioration dans l'éléphantiasis, pas plus que le traitement local, et la preuve en est que dans tous les cas où cette affection causait une gêne considérable, on était obligé de recourir à une intervention chirurgicale. Le début de l'éléphantiasis est souvent douloureux et accompagné d'une prostration extrême; on note aussi à cette époque des poussées plus vives accompagnées de fièvre. Il est vrai que cette marche est plus particulière aux pays chauds, et que la marche lente, apyrétique, progressive a eté souvent observée en Europe. Mais fréquemment le développement est énorme, au point de faire rejeter dès l'abord l'idée *d'œdème dur*. De plus l'éléphantiasis envahit rarement les grandes lèvres seules; on le voit s'étendre aux cuisses, au périnée, au mont de Vénus. Ajoutons, d'après Libert, qu'il débute plus souvent par les petites lèvres. Les ganglions sont beaucoup plus gros, puisqu'ils peuvent acquérir le volume d'un œuf de poule, et constituer de véritables bubons. La tumeur est parfois sujette à des poussées subites qui en augmentent brusquement les dimensions : la chose a été surtout observée pendant la grossesse. L'éléphantiasis des lèvres est souvent pédiculé (Aimé Martin); il a un aspect plus inflammatoire, si nous pouvons nous exprimer ainsi, rappelant le phlegmon, et même l'érysipèle. Il y a un œdème circumvoisin qui se laisse déprimer par le doigt; le repos diminue la tuméfaction, au début du moins; les fissures donnent lieu à un écoulement *sui generis*; il y a parfois production de tubercules plus ou moins saillants, comme verruqueux, qui peuvent s'ulcérer et suppurer abondamment en creusant; on a vu la terminaison par le marasme ou la gangrène. Enfin Duchassaing et Godard affirment que l'émigration peut arrêter les progrès du mal.

L'*esthiomène* de la région vulvaire présente, au point de vue de la syphilis, des difficultés de diagnostic différentiel principalement quand il est ulcéré ; et l'on n'arrive alors à le distinguer des ulcérations spécifiques qu'après l'examen le plus attentif.

Cependant, avant qu'il ne soit ulcéré, alors que les parties présentent encore la couleur érythémateuse (esthiomène érythémateux de Huguier), où sont couvertes de papules (esthiomène superficiel), on pourrait le confondre avec *l'œdème dur*. En effet, on a noté non-seulement l'épaississement de la peau, l'induration, mais encore la tuméfaction et l'infiltration du tissucellulaire sous-cutané. Quant à l'esthiomène hypertrophique, *éléphantiasique* (Huguier), la description que nous en en avons lue est vraiment frappante de ressemblance avec celle de *l'œdème dur* : même tuméfaction souvent oblongue, même consistance élastique, même surface douce et humide du côté de la muqueuse, et chagrinée, rugueuse, inégale du côté de la peau. Mais nous dirons de suite que jamais le tableau n'est aussi complet en clinique. A côté de cette forme, on trouve des spécimens des autres formes de l'isthiomène : le plus souvent l'anus est envahi, ainsi que le périnée ; il y a une tuméfaction beaucoup plus générale, s'étendant au mont de Vénus et jusqu'au haut des cuisses ; l'engorgement ganglionnaire est bien plus considérable et a une tendance à la suppuration. Le diagnostic sera facilité par la marche de l'affection, l'esthiomène ne tardant pas à s'ulcérer, et alors il ne peut plus y avoir de doute au sujet de la maladie qui nous occupe ; ensuite par les antécédents scrofuleux, souvent par d'autres manifestations de la maladie, le lupus, par exemple. S'il y a hésitation entre scrofule et syphilis, on peut demander le dernier mot au traitement. Nous ajouterons cependant qu'ici il faut être très-réservé, car les personnes atteintes d'esthiomène, en raison même de leur mauvais état général, sont souvent emportées par la tuberculose, et l'on pourrait craindre alors que la médication spécifique ne contribuât à les débiliter encore davantage.

Enfin faut-il rappeler la remarque de Huguier ? Son expérience lui a appris, dit cet excellent observateur, que l'esthiomène serait le triste apanage des classes les plus infimes de la société, de celles qui négligent tout soin de propreté, qui vivent dans le vice. Notre jeune expérience se range à la suite de celle du maître. En effet, à Saint-Lazare, où notre personnel de malades n'appartient pas précisément aux classes dirigeantes, nous avons eu l'occasion d'observer un nombre considérable d'esthiomènes de la région vulvo-anale.

On peut aussi trouver dans les grandes lèvres des *gommes* qui atteignent parfois un volume considérable. D'abord isolées elles se réunissent bientôt, sont dures, arrondies ; elles roulent sous le doigt et ne causent aucune modification de la peau. Mais bientôt il se forme une masse dure qui ne tarde pas à adhérer au tissu cellulaire en dessous et à la peau au-dessus; mais aussi cet état n'est pas longtemps stationnaire : la tumeur commence à se ramollir et donne à son centre la sensation de fluctuation ; les bords sont alors indurés, et cette induration persiste aussi longtemps que la lésion. Autour de l'induration on remarque la coloration cuivrée particulière. Ici le traitement amène le plus souvent une résolution prompte, sinon la suppuration vient donner le mot du diagnostic.

Enfin il ne faut pas oublier que les gommes sont un accident le plus souvent tardif.

L'eczéma des lèvres peut donner lieu à une véritable tumeur molasse, fissurée, plus volumineuse qu'on pourrait le croire au premier abord, puisqu'on en a conseillé comme moyen de traitement l'extirpation (Churchill, Clarke, Rump).

Les lèvres ainsi affectées sont revêtues d'une coloration plus ou moins érythémateuse par plaques, cette coloration s'étend aux parties voisines ; on trouve de petites vésicules ; celles-ci ne tardent pas à s'ouvrir en donnant un écoulement séreux, âcre qui empèse le linge et se concrète sous forme de croûtes ; les démangeaisons sont vives, insupportables ; enfin l'interrogation de la malade permet d'écarter tout soupçon de syphilis.

Le lichen peut siéger sur toutes les parties de la peau. Mais notons bien que c'est là une affection toute superficielle, attaquant l'épiderme et amenant son épaississement. Cependant M. Hardy, dans sa classification des différentes espèces de lichen, décrit le *lichen hypertrophique*. Dans cette variété, nous voyons que, sous les fongosités végétantes qui la caractérisent, « la peau est épaissie, indurée, et le tissu cellulaire sous-jacent participant à ce gonflement, il en résulte une augmentation considérable de volume, et une déformation de la région. » M. Hardy ajoute : « Conjointement avec les végétations, il existe quelquefois des tubercules arrondis ou aplatis, et on peut voir encore dans les mêmes régions une multitude de saillies fines, allongées, semblables aux barbes d'un épi de blé, lesquelles saillies semblent formées par l'hypertrophie et l'allongement extrême des papilles de la peau. »

On voit par cette description combien le diagnostic différentiel offrirait de difficultés. Nous n'avons jamais vu cette curieuse affection siéger à la vulve. Cependant on pourrait s'éclairer des démangeaisons cruelles qui sont habituelles dans cette forme de lichen, des autres manifestations de la maladie générale, enfin des antécédents, et en dernier lieu recourir à la pierre de touche, au traitement spécifique.

Les varices sont assez rares dans cette région, et se reconnaissent facilement aux caractères suivants : les vaisseaux dilatés forment sous la peau à la face externe, et sous la muqueuse à la face interne, des bosselures d'autant plus accentuées que l'affection est plus ancienne ; elles ont la coloration bleuâtre ordinaire ; de plus, caractère important, elles disparaissent sous la pression du doigt, mais reparaissent dès qu'on le soulève. Elles peuvent donner lieu à des démangeaisons très-vives, et même à de véritables ulcères variqueux dont le diagnostic ne manque pas de difficultés.

Les tumeurs érectiles ou *angiômes*, dont le point de départ habituel est la peau, peuvent envahir toute l'épaisseur des parties molles. Le plus souvent elles sont congénitales, et restent toujours stationnaires ; mais elles peuvent aussi, par le fait d'un traumatisme, de l'accouchement, prendre un développement rapide. D'une couleur variant du rose au brun, elles ont une surface bosselée, et sillonnée de nombreuses veines dilatées. Les unes sont remarquables par leurs pulsations, les autres manquent de ce caractère ; les premières offrent une coloration rouge clair, les autres sont beaucoup plus foncées. La pression du doigt, en chassant le sang, provoque la décoloration des tissus, mais on voit celle-ci disparaître petit à petit quand on soulève la main. Enfin les efforts, les cris augmentent le volume et la coloration de la tumeur.

L'érysipèle sera, croyons-nous, toujours facile à reconnaître. Outre la réaction fébrile, on remarque la rougeur toujours assez vive et qui disparaît sous la pression du doigt, le relief qui se dessine sur les bords, la douleur, la chaleur âcre de la partie, l'engorgement douloureux des ganglions, les vésicules ou les phlyctènes, la marche, les commémoratifs, etc.

Les Furoncles ne permettent jamais une incertitude de longue durée. En effet leur rapide évolution, leur saillie pointue au centre, leur délimitation bien nette, la douleur, la fièvre, la formation du bourbillon hâteront le diagnostic.

Les Lipomes peuvent être très-mous, simulant la fluctuation, la transmettant même au doigt d'un point à un autre ; on n'aura dans le cas où ils auront envahi toute la grande lèvre, où on ne pourra pas bien les délimiter, d'autre ressource que la ponction exploratrice. Le lipome est-il de la consistance ordinaire à cette production, on pourra encore, grâce à la ponction et à une forte aspiration se procurer une parcelle de la tumeur et la soumettre à l'analyse microscopique. On aura du reste toujours reconnu d'abord la bénignité de la tumeur au bon état général, à l'absence de ganglions, à la mobilité de la peau, à sa coloration normale, à l'absence des antécédents syphilitiques. Enfin souvent la tumeur est reliée par un pédicule au pubis.

Nous en dirons autant pour d'autres tumeurs dures, telles que le fibrome, le fibro-myome, le myxome, le myo-myxome, le sarcôme, les tumeurs fibro-plastiques, les ostéomes, les enchondromes, etc.

Nous renvoyons pour cette étude à la thèse intéressante de M. Aumoine et aux traités spéciaux.

Le thrombus de la vulve. — Lorsque pendant la grossesse, dans l'état perpuéral, à la suite d'une intervention chirurgicale, d'un traumatisme, d'un effort violent, sur un sujet porteur de varices, on verra apparaître brusquement, soit dans une des grandes lèvres, soit dans les deux, une tumeur très-douloureuse et augmentant de volume d'une façon lente et progressive, soit dure, soit fluctuante, revêtue souvent d'une teinte violacée, on ne pourra pas ne pas reconnaître une infiltration sanguine. Le plus souvent, si l'on n'intervient pas rapidement, l'inflammation peut se développer dans le contenu de la tumeur, et l'on observe alors tous les symptômes du phlegmon.

Cependant, il existe dans la science pas mal d'exemples d'enkystement de la tumeur. M. Boureau nous a raconté en avoir vu plusieurs ; la fluctuation est alors manifeste et éclaire le diagnostic (1).

(1) Voir l'observation recueillie dans le service de M. le Dr Bou-

Les kystes de la glande vulvo-vaginale et de son conduit ont été fort bien étudiés par mon ancien collègue et ami M. Leroux. Dans sa thèse inaugurale (Paris, 1878) il nous les montre « sous l'aspect d'une tumeur ovoïde, du volume d'un œuf de pigeon, sans rougeur à la peau, ni chaleur... » circonscrite, rarement bosselée, fluctuante ou dure. Parfois l'énorme distension de la poche, la grande consistance du contenu donnent l'illusion d'une tumeur solide. D'autres fois on peut trouver la transparence. Ajoutons que la peau est toujours mobile sur le kyste, de couleur normale.

Les kystes développés en dehors de l'appareil glandulaire, dans l'épaisseur des grandes lèvres, ne diffèrent que par leur siége anatomique : séreux, ils siégent dans la partie supérieure de l'organe; muqueux dans la partie inférieure.

Nous savons qu'il n'y a ni rougeur, ni chaleur, ni douleur; ces trois phénomènes ne se produisent que quand le kyste s'enflamme, quand il y a formation d'un *abcès*.

On doit alors s'appuyer pour le diagnostic sur l'état antérieur de la partie, sur la fièvre. Enfin, on est mis sur la voie par la marche rapide et par tous les signes propres aux abcès en général. Tels sont encore, d'après Leroux, l'irradiation de la douleur dans la cuisse correspondante, l'impossibilité pour le malade de se tenir debout; enfin il propose en dernier lieu la ponction exploratrice.

Nous devons rappeler que l'abcès de la grande lèvre

reau, à Saint-Lazare, par M. Canivet, interne du service : Progrès médical du 18 décembre 1875, page 758.

peut débuter sans avoir été précédé par un kyste. Il reconnaît alors pour causes des chocs, des violences, des excès de coït.

Les abcès par congestion se diagnostiquent, grâce à la connaissance de l'affection antérieure de la malade, à la douleur siégeant en un point localisé de la colonne vertébrale, à la coloration normale de la peau, à la réductibilité de la tumeur, et, quand elle est réduite, à la présence dans la fosse iliaque, du même côté, d'une masse fluctuante.

La hernie inguinale est moins rare chez la femme qu'on ne l'a cru pendant longtemps. Nous ne devons l'étudier ici qu'arrivée à son entier développement, c'est-à-dire quand, congénitale ou non, elle est arrivée dans les grandes lèvres, et forme une tumeur globuleuse.

On la reconnaîtra facilement aux caractères suivants : à la percussion, elle donne le plus souvent de la sonorité, au toucher, du gargouillement; elle est réductible, et on peut alors reconnaître avec le doigt le trajet qu'elle a suivi; elle augmente de volume par la toux, la station verticale, les efforts; elle donne lieu parfois à des coliques sourdes, à de la dyspepsie. Enfin, on s'éclairera des renseignements fournis par la malade.

Nous ne parlerons que pour mémoire des épiplocèles, des lipocèles, des hernies de l'utérus, de la trompe, de l'ovaire, de la rate, de l'appendice cæcal, de la vessie, etc. En clinique, ce sont autant de tumeurs qu'il faut avoir présentes à la mémoire.

Enfin, pour ce qui est des secours que peut apporter

le microscope au diagnostic de ces différentes affections, nous renvoyons à l'étude que nous avons faite plus haut de leur anatomo-pathologie.

PATHOGÉNIE.

Nous nous sommes arrêté à cette opinion que les altérations de l'œdème dur et de l'éléphantiasis *au début* étaient sensiblement les mêmes, que les dissemblances n'étaient qu'apparentes. Dans la première maladie, le processus pathologique s'arrête en chemin, soit parce que la cause qui lui a donné naissance, la syphilis, n'a pas une puissance suffisante ; soit parce que, ainsi que nous l'avons toujours vu, la médication générale vient lui couper les vivres. C'est ici que nous venons nous heurter contre une inconnue : la syphilis ! Pourquoi, de deux dermites hypertrophiques, l'une est-elle justiciable du traitement spécifique, et l'autre, non-seulement ne l'est-elle pas, mais est-elle encore influencée malheureusement par lui ?

Ce sont là des questions auxquelles l'histologie elle-même, croyons-nous, n'a encore su répondre, et que la clinique ne peut que constater. M. Bazin (la syphilis et les syphilides) s'exprime ainsi à propos de la syphilis : « La syphilis, qui produit des lésions si variées, ne procède en définitif que suivant trois modes pathogéniques différents : le mode inflammatoire, le mode plastique, et le mode gommeux..... » C'est donc la *tendance formative* propre à la syphilis que nous invoquons pour expliquer la production de l'œdème dur, et nous croyons pouvoir le classer parmi les altérations diffuses du tissu cellulaire dont parle M. Lancereaux. Ceci paraît d'autant plus évident si l'on songe que cet accident se produit bien plus souvent au moment des accidents secondaires. C'est en effet à cette période de la maladie générale que le virus a pénétré plus profondément dans l'économie, si nous pouvons nous exprimer ainsi ; en étendant ses ravages, il a acquis, semble-t-il, plus de puissance. En effet, non-seulement les accidents sont plus nombreux, plus étalés ; ils sont encore plus profonds. Et nous croyons voir une relation directe entre les deux âges de la maladie et ces deux sortes d'induration si dissemblables. L'une, celle du chancre, parcheminée, très-peu profonde, est limitée exactement à l'accident lui-même. L'autre revê deux formes différentes : elle sera d'abord l'induration secondaire de M. A. Fournier, rappelant beauooup celle du chancre, guère plus profonde que lui. Puis, pour une raison que nous déclarons ignorer, chez certains sujets seulement, cette induration deviendra énorme et constitutiuera ce que nous appelons l'œdème dur. Il est vrai que celui-ci peut accompagner aussi le chancre; mais dans ce cas nous avons remarqué que toujours les accidents secondaires suivaient le chancre de très-près, de sorte que la lèvre œdématiée était presque aussitôt envahie par des syphilides. Faut-il donc invoquer une différence dans la puissance du poison syphilitique? Nous posons un point d'interrogation.

En dernier lieu on pourrait invoquer l'influence des

chocs, des traumatismes, mais plutôt les excès de coït qui sont une cause continuelle d'irritation, et même parfois de véritables traumatismes de la vulve.

PRONOSTIC.

On voit par les quelques observations que nous joignons à notre travail que le pronostic de cette affection est toujours favorable pour ce qui est de la guérison. Que si nous envisageons la durée, il n'en est plus de même. Cette induration en effet est toujours longue à disparaître. Alors même que les syphilides sont cicatrisées, la lèvre reste plus grosse et plus dure. Un signe qui persiste tout aussi longtemps, c'est la coloration particulière des tissus, et il est constant. Enfin, même alors que toute trace de l'affection semble disparue, la lèvre garde une plus grande consistance, elle proémine en avant, si nous pouvons nous exprimer ainsi, et on trouve là, à notre avis, une des causes qui peuvent souvent expliquer la déformation ; l'aspect flétri, usé, des organes génitaux externes chez les femmes publiques.

Nous devons ajouter que nous ne croyons pas pouvoir, à l'exemple de M. A. Fournier, établir un parallèle entre le pronostic de cette maladie et celui de l'éléphantiasis. Jamais, ainsi que le dit du reste le savant syphiliographe, on n'est obligé de recourir ici à une intervention sanglante ; mais nous ferons observer qu'il n'en est pas toujours de même pour l'éléphantiasis, car on connaît un assez bon nombre de cas dans la science où l'on a été obligé de faire l'ablation de la tumeur, pédiculée ou non. C'est précisément une différence de plus à signaler entre les deux affections, dont l'une est influencée favorablement par le traitement général, tandis que l'autre y est absolument rebelle. C'est ce que nous allons voir à propos du traitement.

TRAITEMENT.

Le traitement est général et *local.*

1° L'hésitation n'est pas possible au sujet de savoir si cette affection doit être attaquée par le traitement général. Nous ne discuterons donc pas cette question. Nous nous contenterons de dire que notre expérience personnelle ne nous permet pas de décider si elle pourrait guérir sans lui. En effet, tous les cas que nous avons observés ont été soumis à la médication que nous indiquerons. Traiter une femme syphilitique par l'expectation nous semblerait peu consciencieux de notre part, à nous qui sommes partisan convaincu du mercure; et dans les conditions particulières d'observation où nous nous trouvons cela nous eût été moins permis qu'à tout autre. Nous avons donc toujours vu mener de front le traitement général et le traitement local.

Cependant si l'on songe au nombre relativement très-restreint de syphilis qui peuvent guérir toutes seules, c'est-à-dire sans intervention médicale, et toujours dans ce cas, à la longue durée des accidents, à leur retour plus prompt, on ne peut pas ne pas croire que *l'œdème dur* réclame le secours du mercure, aussi bien que les autres symptômes de la maladie, et même plus impérieusement puisque c'est une manifestation toujours rebelle.

La plupart de nos malades ont été soumises aux frictions mercurielles. Ces frictions pratiquées méthodiquement avec l'onguent mercurial double aux aines et aux aisselles présentent divers avantages.

Elles rendent les fraudes plus difficiles quand la femme se méfie du traitement, et la méfiance ici n'est que trop fréquente.

Ensuite, il suffit d'une fille de service de bonne volonté pour appliquer le traitement à un grand nombre d'autres, et quand celles-ci sortent de ses mains le médicament est absorbé. Les frictions peuvent être répétées tous les jours sans inconvénients, même pour la personne qui les pratique, si elle a la précaution de se garnir les mains de gants. Pour ce qui est des émanations du métal, elle n'a rien à en craindre si elle prend soin de sa bouche et de ses dents. Quant aux malades, on leur épargne ainsi les dyspepsies, si fréquentes à la suite des ingestions par l'estomac du médicament sous quelque forme que ce soit, et qui viennent parfois entraver si malheureusement la guérison en forçant à suspendre le traitement. L'opération terminée, on fait avaler à la femme une cuillerée à bouche d'une solution de chlorate de potasse au vingtième, ce qui représente un peu plus de 1 gramme par chaque dose. Ce système ne saurait présenter aucun inconvénient, et offre l'avantage de prévenir ou au moins de retarder la salivation et de permettre un traitement plus complet.

Les injections sous-cutanées de sublimé donnent aussi d'excellents résultats, mais on les réserve en général pour les cas graves où il faut agir vite. On pourrait employer de même les pilules de sublimé, de protoiodure, etc.

2° Le traitement local ne doit venir qu'en seconde ligne, et n'être considéré que comme un adjuvant, de même que lorsqu'il s'agit des autres syphilides secondaires ; il devra seulement être plus énergique, puisqu'il s'adresse à une des manifestations de cette période les plus rebelles.

Nous n'insisterons que sur deux procédés, les seuls qui nous aient semblé avoir une action assez prompte. Encore ne doit-on, au début, s'occuper que des lesions concomitantes, puis quand elles ont disparu, attaquer la tumeur par les moyens que nous allons indiquer. On a conseillé et nous avons employé la teinture d'iode, les solutions de nitrate d'argent à différents degrés, mais toujours avec des résultats médiocres. Le procédé le plus actif et qui a déjà été employé bien souvent pour d'autres affections, consiste dans les cautérisations linéaires avec le nitrate acide de mercure. Elles sont peu ou presque pas douloureuses, et ne donnent que très-rarement lieu à des accidents d'intoxication. Les soins consécutifs sont des plus simples : comme on ne cautérise généralement qu'une lèvre à la fois, ce qui est plus prudent, il suffit d'interposer entre elle et sa voisine un peu d'ouate ou de charpie humectée d'eau fraîche.

Ce pansement doit être répété tous les deux jours.

Notre maître, M. Boureau, a toujours eu de bons résultats avec le deuxième procédé, qui consiste dans les badigeonnages avec une solution à parties égales de nitrate d'argent, et immédiatement après avec un crayon de zinc métallique. Si l'on n'a pas sous la main un semblable crayon, on peut le remplacer par une solution de chlorure de zinc. La réaction que l'on produit ainsi a de même été mise à profit pour le traitement des syphilides vulvaires en général, et des syphilides papuleuses hypertrophiques en particulier, pour lesquelles elle donne aussi d'excellents effets.

C'est lorsque la tumeur est en bonne voie de résolution que la teinture d'iode trouve son application; les badigeonnages devront alors être pratiqués tous les jours et être continués, même alors que le volume de la lèvre sera redevenu normal, et cela dans le but de faire disparaître la coloration pigmentaire dont nous avons parlé plus haut.

Quant aux papules ombiliquées, ainsi que nous l'avons dit plus haut, le mieux est de les enlever d'un coup de ciseaux, et de toucher la petite plaie très-légèrement avec le crayon de nitrate d'argent. Ce moyen est exempt de tout danger, ne fait presque pas souffrir, et en abrégeant des cautérisations toujours longues, ménage la patience aussi bien de la malade que du médecin.

CONCLUSIONS.

Pour nous résumer, nous ne pouvons mieux faire que de transcrire les conclusions de M. Aimé Martin, auxquelles nous nous rallions absolument :

« 1° On observe fréquemment chez la femme atteinte de syphilis, aux périodes primitive et secondaire du processus morbide, alors que des accidents symptomatique de ces deux phases se sont développés sur les grandes lèvres (nous ajouterons : et les petites lèvres), une lésion particulière de ces organes, consistant en une hypertrophie ayant tous les caractères de l'œdème dur.

2° Cet œdème dur consiste en une augmentation considérable du volume des grandes lèvres, dont la surface est pâle, mamelonnée, divisée par de nombreux sillons. Le toucher donne au doigt une sensation élastique et ne provoque pas de douleur.

3° Cet œdème s'étend, dans quelques cas, aux petites lèvres.

4° Cette lésion offre la plus grande analogie avec celle que j'ai décrite chez l'homme, sous le nom de phymosis syphilitique.

5° Elle consiste (......) dans une hypertrophie avec hypergenèse des éléments constitutifs du derme et du tissu conjonctif.

6° Elle est souvent accompagnée d'une forme spéciale de papules, papules, arrondies, très-dures, d'apparence verruqueuse, parfois ombiliquées.

7° L'œdème dur des grandes lèvres est une lésion syphilitique ; elle n'est pas rare, puisqu'on la rencontre au moins 5 fois sur 100 chez les femmes atteintes d'ulcérations syphilitiques, primitives ou secondaires, siégeant sur les organes génitaux externes.

8° Un très-petit nombre d'auteurs ont signalé cette lésion si caractéristique ; elle a presque toujours été confondue avec la lymphangite.

9° L'œdème dur des grandes lèvres persiste bien longtemps (plusieurs mois d'ordinaire) après la cicatrisation des ulcérations qui l'ont provoqué.

10° Le traitement général antisyphilitique, assiduement suivi et énergiquement administré (par les frictions mercurielles surtout), triomphe seul de cette lésion. Le traitement local n'a que peu d'effet. »

Obs. I. — Œdème dur des grandes lèvres symptomatique de l'accident primitif.

G... Pauline (Marie), salle 1, lit 11, service de M. le Dr Boureau à Saint-Lazare. Entrée le 1er octobre 1878 pour des *plaques muqueuses de la vulve.*

21 ans. Réglée à 13 ans régulièrement, jamais d'enfant ni de fausse couche. Bonne santé habituelle. A été soignée en mars 1878 pour une uréthrite qui a duré cinq semaines.

Environ trois semaines avant son entrée dans le service, elle a remarqué comme premier symptôme que la grande lèvre droite, augmentait de volume progressivement, sans douleur ni écoulement d'aucune sorte, Puis quinze jours après, apparition sur la même lèvre de petites ulcérations assez douloureuses qui donnèrent un peu de pus. En même temps, elle a souffert dans les tempes ; pas de maux de gorge, ni de chute de cheveux, ni d'affaiblissement des forces.

Le jour de l'entrée, la grande lèvre droite est seule augmentée de volume ; elle est de la grosseur d'une demi-orange, et de forme oblongue ; elle est marquée de sillons peu profonds et couverte sur les deux faces muqueuse et cutanée de plaques à différents âges ; les unes remarquables seulement par une légère élevure, avec desquamation épithéliale, les autres déjà recouvertes de croûtes.

Le traitement institué consiste en frictions mercurielles à la face interne des cuisses ; chlorate de potasse ; tisane de salsepareille. Badigeonnages de la vulve à la solution de nitrate d'argent (P.E.) tous les deux jours.

Le 9 octobre les plaques de la grande lèvre droite se sont recouvertes de la pseudo-membrane symptomatique de la syphilis secondaire. La grande lèvre gauche est à son tour le siége de syphilides érosives au nombre de trois, et elle a aussi augmenté de volume, mais dans des proportions beaucoup moins considérables que sa voisine. — Même traitement.

Le 5 novembre, les syphilides des grandes lèvres ont complétement disparu. On ne voit plus que quatre papules de chaque côté du raphé périnéal (voir planche I). La grande lèvre gauche est trois fois moins grosse que la droite. Celle-ci présente sur sa partie inférieure une sorte de tubercule plus dur que le reste de la masse et terminé en bas par un petit sillon peu profond à convexité inférieure. La dureté est caractéristique de ce que l'on a appelé l'œdème dur, presque cartilagneuse, rénitente, ne se laissant pas déprimer par le doigt. — Les deux grandes lèvres sont couvertes de légers sillons à direction sensiblement parallèle vers les petites lèvres. — Quelques ganglions assez petits.

A partir de ce moment le traitement local consiste en cautérisations avec la solution (P. E.) de nitrate d'argent, que l'on fait suivre immédiatement après de l'application d'un crayon de zinc métallique. Ces cautérisations, toujours douloureuses, sont pratiquées tous les quatre ou cinq jours ; entre temps on fait des badigeonnages de teinture d'iode.

Sous l'influence de ce traitement, l'œdème dur disparaît petit à petit quoique très-lentement. — Le 3 décembre le volume est réduit de moitié. C'est du reste le seul accident spécifique qui persiste.

Obs. II. — Œdème dur des grandes lèvres symptomatique des accidents secondaires.

B... (Aline). Salle 11 lit 17. Entrée le 11 octobre 1878 dans le service de M. le Dr Boureau à Saint-Lazare pour une métrite parenchymateuse du col à la deuxième période.

17 ans. Réglée à 15 ans régulièrement. Pas de maladies antérieures, sauf celle qui l'amène et sur laquelle nons n'avons pas à nous arrêter.

Le 25 octobre, apparition dans le service d'un *chancre induré* sur la petite lèvre droite, tout près de la fourchette. Inoculation négative.

Le 12 novembre, l'induration du chancre est encore manifeste. Pléiade ganglionnaire dans l'aine droite. La grande lèvre droite est le siége de deux petites plaques sur la face muqueuse.

Frictions mercurielles. Chlorate de potasse.

Le 18 novembre la grande lèvre droite est œdématiéé, dure, rénitente, de couleur brun foncé, indolente, ne se laisse pas déprimer en godet par le doigt. Les syphilides antérieures sont cicatrisées ; mais au-dessous de la lèvre, et empiétant un peu sur elle, on trouve sur la peau de la fesse droite des papules cutanées en pleine évolution. — Les mêmes accidents se voient de l'autre côté ; mais ici la grande lèvre gauche est beaucoup moins volumineuse, bien six fois moins ; elle est seulement un peu plus rugueuse ; la droite ayant des sillons plus réguliers, plus égaux. La consistance est la même des deux côtés.

Petits ganglions à gauche. A droite, masse ganglionnaire assez volumineuse.

Obs. III. — Œdème dur de la grande lèvre droite symptomatique de l'accident primitif (1).

G. E... Salle 21, lit 7, âgée de 17 ans, entrée dans le service le 17 juillet 1878 : tempérament lymphatique, bonne santé habituelle. Réglée à 15 ans, menstrues régulières.

On constate chez la malade à son entrée dans le service de M. le Dr Aimé Martin, une ulcération de forme arrondie, du diamètre d'une pièce de vingt centimes, à bords raccordés avec le fond ; recouverte en partie par une légère fausse membrane et entourée d'un cercle rougeâtre. Cette ulcération siége à la partie moyenne de la grande lèvre droite : sa base est manifestement indurée.

Pléiade ganglionnaire très-marquée dans chaque région inguinale.

La vulve présente une coloration érythémateuse qui s'étend, de chaque côté, au-delà du pli génito-crural ; cet érythème est dû à un écoulement vaginal abondant.

La grande lèvre droite est considérablement augmentée de volume ; elle fait une saillie de 3 ou 4 centimètres en avant de la lèvre gauche ; elle forme deux renflements séparés par un sillon oblique ; ces renflements sont durs, mamelonnés ; la peau et la muqueuse sont pâles, décolorées, comme exsangues ; le toucher ne provoque pas de douleur et donne au doigt une sensation de résistance élastique.

Sur cette grande lèvre, on remarque un grand nombre de petites saillies, d'apparence verruqueuse, arrondies, très-dures, paraissant parfois ombiliquées, et ayant alors l'aspect de pustules vaccinales.

La malade est soumise au traitement général par les pilules de bichlorure ; la surface du chancre est touchée à plusieurs reprises avec la solution d'azotate d'argent. Des injections vaginales sont faites avec une solution du même sel, au 20e.

Au 15 octobre, le chancre est complétement cicatrisé. Aucun accident nouveau n'a paru encore. L'œdème dur de la grande lèvre persiste complétement, ainsi que les petites papules verruqueuses.

Les frictions mercurielles sont prescrites, et on pratique, matin et soir, le badigeonnage de la grande lèvre avec la teinture d'iode.

(1) Cette observation a été publiée par M. Aimé Martin dans l'article dont il a été question plus haut. (Annales de Gynécologie, numéro du 15 décembre 1878.)

Obs. IIII. — Œdème dur des deux grandes lèvres, symptomatique de plaques muqueuses, et d'ulcérations syphilitiques secondaires (1).

L. G..., salle 20, lit 12, 23 ans, entrée dans le service de M. le Dr Aimé Martin le 30 août 1878. Tempérament lymphatico-sanguin, constitution vigoureuse. Réglée à 11 ans, mais mal réglée depuis; souffre habituellement de douleurs lombaires et hypogastriques, conséquence de sa dysménorrhée habituelle.

En février 1877, L. G. remarqua une petite écorchure à la fourchette; cette écorchure guérit trés-rapidement. Environ quinze jours après, apparition d'un écoulement vaginal; un médecin qu'elle consulta lui prescrit alors de la liqueur de Van Swieten et des injections d'eau blanche. Chute de cheveux, céphalée opiniâtre.

Après trois mois de traitement chez elle, la malade entre à Lourcine, service de M. Martineau.

M. Martineau constate, en dehors des accidents syphilitiques dont L. G... est atteinte, l'existence d'*une métrite*, et elle sort de Lourcine complétement guérie de ces accidents divers, après six semaines du traitement, vers la fin de juillet 1877.

Dans les derniers mois de l'année, et pendant les six premiers mois de 1878, elle s'est, dit-elle, parfaitement portée.

A la fin de juin 1877, nouvelle poussée syphilitique; apparition de rougeurs, d'ulcérations aux organes génitaux et à l'anus. La malade consulte alors un ancien interne distingué de Saint-Lazare, le Dr de Fourcaud, qui lui ordonna du sirop de Boutigny, des applications de cataplasmes enduits d'onguent napolitain belladoné, et des bains simples.

Le 30 août, date de son entrée dans le service, on constate un nombre considérable de plaques muqueuses ulcérées, disséminées sur les grandes lèvrés, les petites lèvres, les plis génito-cruraux, le périnée et le pourtour de l'anus. Au périnée, sur les parties latérales du raphé, deux ulcérations du diamètre d'une pièce de 1 franc, à bords déchiquetés, taillés à pic, simulant des chancres simples : ce sont des ulcérations secondaires; l'inoculation négative en fait foi.

La grande lèvre gauche offre le volume d'un gros œuf de poule; elle

(1) Cette observation a été publiée, elle aussi, par M. Aimé Martin dans le même article.

est dure et présente des bosselures plus dures encore que la masse; elle est pâle, décolorée.

La grande lèvre droite est aussi augmentée de volume dans des proportions un peu moindres; elle est aussi bosselée, pâle. Elle est partagée en deux parties presque égales par un sillon oblique, dirigé de haut en bas, et de dehors en dedans.

Pléiade ganglionnaire dans les deux aines.

« La malade, dès son entrée, est soumise aux frictions mercurielles et aux bains de sublimé. Les ulcérations sont touchées tous les jours, alternativement avec le nitrate acide de mercure et avec une solution (P. E.) d'azote d'argent. Les plaques muqueuses sont pansées avec de la charpie imbibée d'eau chlorurée, et enfin, dès que la cicatrisation des plaques muqueuses le permet, je badigeonne chaque jour les grandes lèvres avec la teinture d'iode. Tous les huit jours, je pratique à leur surface des cautérisations en sillons avec le nitrate acide et l'acide azotique.

Au 15 octobre, les ulcérations sont à peu près cicatrisées, les plaques muqueuses ont disparu; l'état général de la malade est aussi satisfaisant que possible.

Aucune lésion syphilitique de la peau ou des muqueuses autre que l'œdème dur des grandes lèvres qui, malgré le traitement général, assiduement suivi, malgré les moyaux locaux mis en usage, persiste et n'a subi qu'une très-légère diminution de volume. »

Depuis le moment où M. Aimé Martin écrivait ces lignes de nouveaux accidents ont reparu, mais pour disparaître à leur tour. Nous devons à son extrême obligeance le dessin représenté planche II, et qui nous montre l'état des parties le 27 novembre. L'œdème dur est encore considérable, le sillon de la lèvre droite est encore visible, un certain nombre d'ulcérations secondaires siégent des deux côtés du raphé périnéal. Enfin, à l'extrémité inférieure de la grande lèvre gauche et dans le sillon génito-crural du même côté, on voit huit de ces papules ombiliquées, dont l'aspect est ici des plus caractéristiques.

Nous revîmes une dernière fois la malade le 9 décembre, l'amélioration est étonnante : au pourtour de l'anus il ne reste des anciennes ulcérations que quelques macules; les papules ont disparu; enfin, la grande lèvre gauche est bien trois fois moins grosse ; quant à la grande lèvre droite, elle est presque revenue à son état normal.

La malade n'avait jamais suspendu son traitement.

Planche I

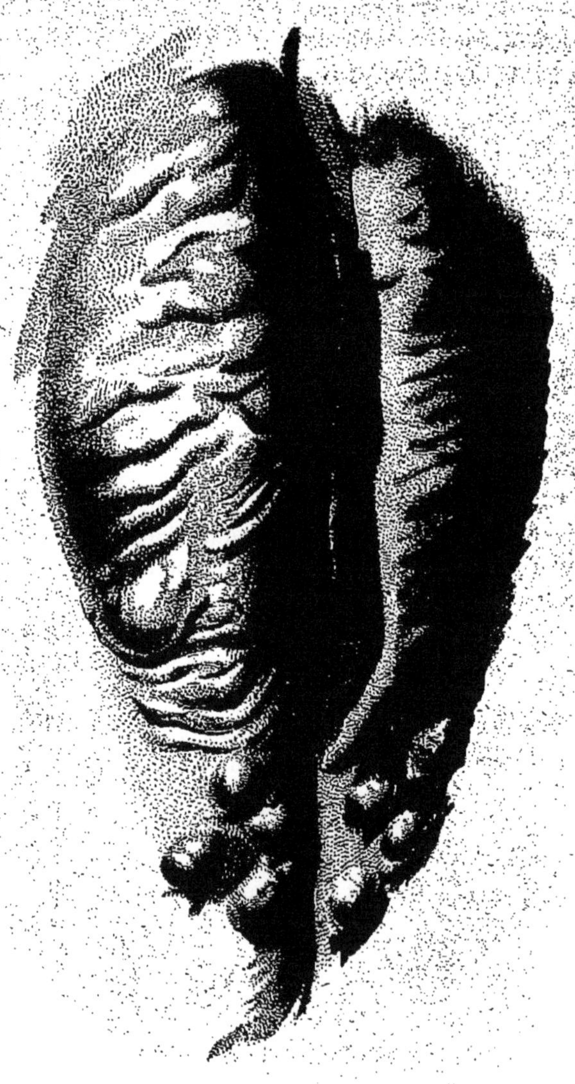

Dr Aimé Martin, del.

Lith: Barousse - Paris.

INDEX BIBILOGRAPHIQUE.

Traités de pathologie externe.

Traités des maladies des femmes.

Cornil et Ranvier. — Manuel d'histologie pathologique. 1876.

Cadiat. — Cours d'histologie à la Faculté de médecine, 1877-78. Sténographié.

Broca. — Traité des tumeurs, 1869.

Wirchow. — Traité des tumeurs, traduction Aronsohn. Paris, 1867.

Rindfleisch. — Histologie pathologique, 1873.

Churchill. — Maladies des femmes, 2e édition, revue par le docteur A. Leblond, 1874.

Alibert. — Descriptions des maladies de la peau. Paris, 1818.

Rayer. — Traité des maladies de la peau. Paris, 1835.

Hébra. — Traité des maladies de la peau. Traduction Doyon.

Bazin. — Leçons à Saint-Louis.

Hardy. — Leçons à Saint-Louis.

Ricord. — Leçons. — Lettres sur la syphilis.

Bassereau. — Traité des affections de la peau, symptom. de la syphilis. Paris, 1852.

Lancereaux. — Traité hist. et prat. de la syphilis. Paris, 1866.

Belhomme et A. Martin. — Traité de la syphilis et des mal. vén. 1876.

Jullien. — Maladies vénériennes. Paris, 1878.

Young. — Anatomie de l'œdème de la peau. Académie de Vienne, LVII, page 941. 1868.

J. Renaut. — Thèse de Paris, 1874. De l'érysipèle et des œdèmes de la peau.

Cadiat. — Examen histologique des lymphatiques dans l'érysipèle. Bulletin de la Société anat., 6e série, t. VIII, 1873.

Horteloup. — Thèse de Paris, 1865. De la sclérodermie.

Aimé Martin. — Phymosis syphilitique et phymosis vénérien. Gaz. des hôpitaux du 26 nov. 1864.

Aimé Martin. — Œdème dur syphilitique des grandes lèvres. Annales de gynécologie, 15 déc. 1878.

Mauriac. — Leçons sur la balano-posthite et sur le phymosis symptomatiques du chancre infectant 1875.
P. Spielmann. — Thèse de Paris. 1869. Syphilides vulvaires.
A. Fournier. — Annales de dermatologie, II, III, p. 255.
Diday. — Annales de derm., II, III, p. 422.
Giuseppe Charleoni. — Annales de dermat., 1873.
Després. — Diagnostic des tumeurs, 1868.
Alph. Guérin. — Maladies des organes génitaux de la femme, 1864.
Billet. — Thèse de Paris, 1877. Des lymphangites de la verge.
Rizat. — Thèse de Paris, 1877. Du phymosis et de la balano-posthite syphilitiques.
Kiwisch. — Leçons cliniques sur la pathol. et la thérap. des organes génitaux de la femme. Prague, 1852.
Alard. — Histoire d'une maladie particulière au système lymphatique, 1808.
Hergott. — De la dégénérescence hypert. des parties génitales de la femme. Gazette médicale de Strasbourg, 1er juillet 1872.
Morpain. — Thèse de Paris, 1852. Anatomie et pathologie des grandes lèvres.
Godard. — Egypte et Palestine.
Duchassaing. — Etude sur l'éléphantiasis des Arabes. Arch. gén. de méd., tomes IV et V, 5e série.
J. Renaut. — Observ. pour servir à l'histoire de l'éléphantiasis et des œdèmes lymphatiques. Archives de physiologie, 1872.
Hayem. — Eléphantiasis. Bulletins de la Société anatomique, 1868.
Aimé Martin. — Gaz. hebd. de méd. et de chir., tomes VIII, pages 262 et 293 avec fig. 1871.
Huguier. — Mémoire sur la glande vulvo-vaginale. Acad. des sciences, mars 1846.
G. Leroux. — Thèse de Paris, 1878. Kystes de la glande vulvo-vaginale.
Bérard. — Art. Aine. Dict. en 30 vol.
Velpeau. — Art. Vulve. Dict. en 30 vol.
Verneuil. — Art. Aine. Diction. encyclop. des sciences médicales.
Humbert. — Thèse de Paris, 1851. Tumeurs des grandes lèvres.
Aumoine. — Thèse de Paris, 1876. Tumeurs solides des grandes lèvres.
Regnoli. — De l'hydrocèle chez la femme. Arch. gén. de méd., 2e série, 1834, tome V, p. 114.
E. Monod. — Fibro-myome des grandes lèvres. Bulletin de la Société anat., 1876.

Robin. — Thèse de Paris, 1849. Tumeurs de l'aine.

Laborie. — Thrombus de la vulve et du vagin. Mémoire à l'Acad. de méd. 6 nov. 1860.

Decamps. — Thèse de Paris, 1871. Tumeurs sanguines vulv. et périvulv.

Huguier. — Esthiomène de la région vulvo-anale. Mémoire à l'Acad. de méd., 1849, tome XIV, p. 507.

Bernutz. — Art. Esthiomène, Dict. de Jaccoud.

Fiquet. — Thèse de Paris, 1876. Essai sur l'esthiomène.

Charpy. — Annales de syph. et de derm., II, III, p. 274.

aris. — A. Parent, imprimeur de la Faculté de Médecine, rue M.-le-Prince, 29-31

www.ingramcontent.com/pod-product-compliance
Ingram Content Group UK Ltd.
Pitfield, Milton Keynes, MK11 3LW, UK
UKHW021136230726
13926UKWH00002B/831